JN069961

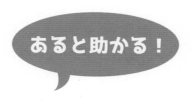

あると助かる！

訪問看護エンゼルケア
ハンドブック

訪問看護エンゼルケアハンドブック製作委員会　編

ラグーナ出版

はじめに

　看護師になって7年目から、訪問看護に従事するようになりました。7年目というと、どんな感じでしょうか？　ベテランではないにしても、もう立派な中堅で、ひと通りやるべきことはやれる程度にはなっていたと思います。それでも訪問看護師としては新人ですから、戸惑うことも多かったです。その中で一番ドキドキしたのが、在宅での看取りの場面でした。

　90歳女性。身内はいますが、どなたも高齢で遠方住まいのため、ひとりでのんびり暮らしておられました。身の回りのことは自立していましたが、それでも徐々に体力の衰えから寝たきりになっていきました。いよいよ、もうすぐ亡くなられるという時、訪問看護師として初めて看取りの場面に関わりました。その方とお部屋に二人きり。モニターなんかもちろんありません。脈拍に集中するのですが、ドキドキしすぎて、その方のものなのか、自分のものなのか分かりません。それまでも病院という環境で看取りの場面に関わってきて、それなりに落ち着いて役割をこなせるようになっていたのに、在宅という環境下では、本当に病院以外で人が亡くなって大丈夫だろうかという思いが湧き上がってきました。十分、準備されたことなので大丈夫に違いないのですが、ものすごく緊張したことが思い出されます。

　在宅での看取りは、病院とは違うことが多々あります。もちろん基本は同じですが、その違いを考えて準備していくために、このハンドブックが少しでもお役に立てたらと思います。

鎌田智広

主な登場人物

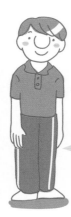

鎌田看護師

訪問看護
認定看護師

「訪問看護認定看護師」
として活躍中

病院での看護経験を
積んだ後、訪問看護
の専門分野で熟練し
た看護技術と知識を
学ぶ。訪問看護のこ
とはお任せください。

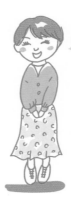

小林光恵先生

看護師
エンゼルメイク研究会
代表

エンゼルケアの
草分け的存在

看護師として勤務後、
編集・出版関係の仕
事に従事。"ケアの一
環としての死化粧"
など、最期のケアに
ついて講演・啓蒙活
動を行っています。

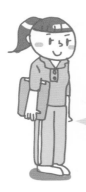

浅井さん

新米看護師

新米の訪問看護師

初めてエンゼルケア
に携わることになり
ました。何も知らな
い新米ですが、目的
や使命をきちんと意
識して関わっていき
たいと思います。

もくじ

第1章 エンゼルケアにおける訪問看護師の役割

1 エンゼルケアとは？

まずは、「エンゼルケア」「エンゼルメイク」という言葉の意味について、エンゼルメイク研究会の基本的な考え方をお伝えします。

エンゼルケアとは？

エンゼルメイクなどを含む全ての死後ケアのことを指し、臨終時から看護職や介護職の手を離れるまでを意味します。

エンゼルメイクとは？

全身にわたり、亡くなられた方の身だしなみを整え、その方らしい容貌や装いに整えるケア全般のことをいいます。

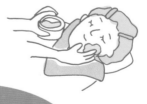

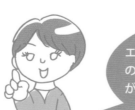

エンゼルケアとエンゼルメイクの意味をそれぞれ理解することが、ケアの第一歩です。

エンゼルケアの目的

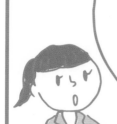

小林先生、エンゼルケア
の意味は理解できたんで
すが……。

まだ心構えが足りないと
いいますか……。

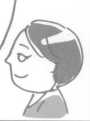

そうね。では浅井さん、次に
エンゼルケアの目的を考えて
みましょうね。

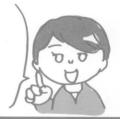

エンゼルケアは、誰のために、
何のために、どういった目的で
行うものかを日頃から整理して、
スタッフ間で共有しておくこと
をお勧めします。

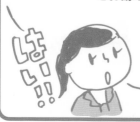

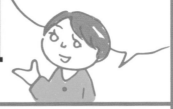
私が所属するエンゼルメイク研究会では、この基本姿勢を大切にしています。

> エンゼルケアは
> セルフケアの
> 代理である

看護理論家のドロセア E. オレム（1914-2007）は、自身の看護理論の中で、「看護者は個人のセルフケア不足を発見し、必要に応じて援助する」と示しています。

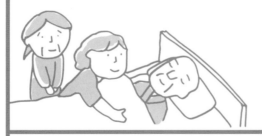

亡くなられた方は「セルフケアをまったくできない状態」です。

その人がその人らしくあるために、ご自身でできなくなったセルフケアを可能な範囲で「ご本人の代わりに行うこと」。それが、エンゼルケアだといえます。

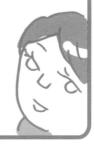

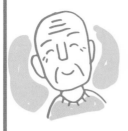

亡くなられた方のことを第一に考え、「ご本人が生きていたらどうしてほしいだろうか」と考えること。

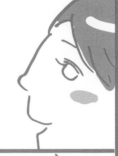

つまり、「ご本人に代わって尊厳を守ること」。それがエンゼルケアの目的だと考えています。

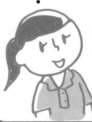

はい！

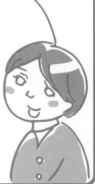

でも浅井さん、これはあくまでも、エンゼルメイク研究会の考え方です。

浅井さんの所属する事業所でも、一度エンゼルケアの目的から考えてみてくださいね。

おしえて！小林先生

あなたが所属する事業所で、「エンゼルケア」の目的や意味を話し合ってみましょう。

2 エンゼルケアと葬儀サービスの違い

訪問看護師が担うエンゼルケアと葬儀社が担う葬儀サービスは、似ているようで方向性が違います。

エンゼルケア：看取りの手段

それまでの関係性を生かし、その人らしくあるための身だしなみを整えるケア。できるだけ普段通りの雰囲気で過ごす場面。

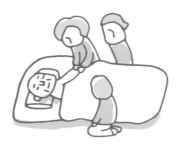

葬儀サービス：儀式に向けての準備

主に、大勢の人に対面するための、よそゆきのメイクやケア。御通夜や告別式など、セレモニーに向けたあの世への旅立ちの準備。

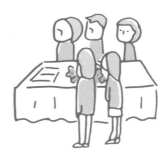

また、エンゼルケアと葬儀サービスでは、対応時間が違います。

エンゼルケア

臨終直後の数時間

葬儀サービス

その後から
儀式終了まで

それぞれのケアの対応時間が異なるため、
エンゼルケアから葬儀サービスへの連携＆
情報交換が大切です。

 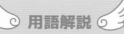 用語解説

| 湯かんサービス | 納棺サービスなど、名称にバリエーションあり。儀式として洗体や着付け、ヘアメイク、納棺などを行う。 |

| エンバーミング | 一定の技術者が、洗体後に防腐処理をして、外見修復などを行う。 |

これはどちらも
「葬儀サービス」
の範囲で行われ
ます。

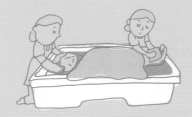

3 エンゼルケアにおける訪問看護師の基本姿勢

エンゼルケアを実施する際は、亡くなられた方の尊厳を大切にしながら、ご家族のご意向を最優先に進めます。訪問看護師には、場の助言・調整役を意識した柔軟な判断と対応が求められます。

臨終以降の判断プロセスの変化

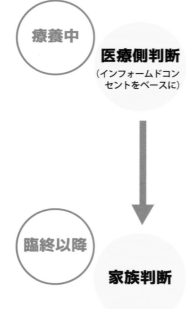

療養中

医療側判断
（インフォームドコンセントをベースに）

細かな判断は適宜、医療側が行い対応する。

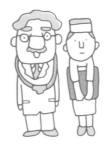

臨終以降

家族判断

医療側は看取りのサポートに徹し、全ての最終判断はご家族が行う。

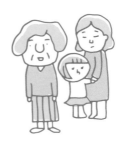

臨終以降の判断基準の移行

説明・提案

助言・調整役

医療（ケア）側

相談

ご家族の意向

決めました

ご家族の判断・了承

何かお困りごとがありましたら、なんでも私にご相談ください。

実施

おしえて！小林先生

臨終以降、訪問看護師は、助言・調整役としての立ち位置を意識するのもポイントです。ご家族に寄り添う臨機応変な行動を。

13

第2章　エンゼルケアに重要なコミュニケーション

1　ご家族とのコミュニケーション

1度きりの看取りです。ご家族の「得心」のために、訪問看護師はそのお手伝いをする立場にあります。「得心」とは、「ご家族の想い × 納得 × 満足」のこと。「あのとき、あーすればよかった」と後悔の気持ちが少なくなるように、できるだけご家族のご意向に沿った看取りのお手伝いをする意識を。

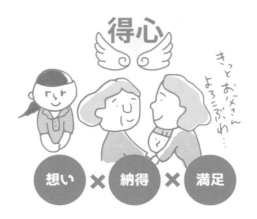

おしえて！小林先生

看取りとしてのエンゼルケアは、ご家族の「得心」のために行うものと心得ましょう。

2 場所（スペース）、時間（スケジュール）、人の調整

あらかじめ予想されたご自宅での看取りでも、喪失という事態に混乱されている場合が少なからずあります。看取りの経験のないご家族も多いため、訪問看護師がサポート役として、場の指揮を執ることを求められる場合があります。

①場所（スペース）確保：ご家族が集まるための場所

亡くなられた方の近くに、ご家族に集まっていただくための場所を確保しましょう。圧迫感のある医療機器を移動させ、近寄りやすい雰囲気をつくります。

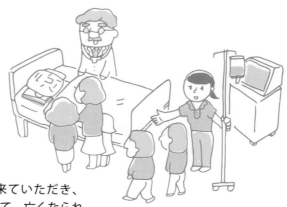

近しい人に枕元に来ていただき、
できれば車座になって、亡くなられ
た方を皆で囲めるようにするとよい
でしょう。

声かけ例①

【ご家族に集まっていただく場合】
「どなたか、このままご本人のそばに居ていただけますか。
　ご同室をお願いいたします」。

15

②時間（スケジュール）の調整：葬儀社との兼ね合い

ご自宅でのエンゼルケアの場面では、葬儀社の介入のタイミングを配慮することも重要になります。できれば普段から、看取りのケアにかかるおおよその時間を葬儀社に伝えておきましょう。

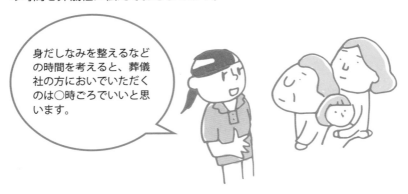

身だしなみを整えるなどの時間を考えると、葬儀社の方においでいただくのは〇時ごろでいいと思います。

③人の調整：臨終直後からの来客対応

近親者に限らず、親戚、葬儀社、ご近所の方など多くの人が訪れることがあります。誰か一人は来客担当をしていただくなど、ご家族と相談し、臨機応変に対応しましょう。

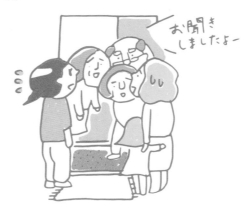

お聞きしましたよー

3 ご家族のご意向を最優先

基本的に全てを、ご家族の承諾を得ながら進める姿勢で臨みましょう。

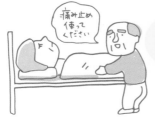

ご家族は、ご遺体を生きている時と同様に気遣うことが多い。

否定せずに、ご家族のお気持ちを察して。

良かれと思って行うことでも、ご家族は希望しないことも。

一方的な実施は避けましょう。

どうぞお近くにいらしてください。ご一緒にされませんか。

ご家族は、どうしたいかわからない場合も多い。

時にご家族を促し、ご提案することも必要。

一緒にやっていいんですか？

声かけ例②

【ケアの始まりを伝える場合】
「これからお身体の清拭や着替えをさせていただきます。よろしいでしょうか」。

17

マンガで わかる

たとえば入浴についての判断……
ご自宅で、最期に入浴を希望されるかを尋ねる場合

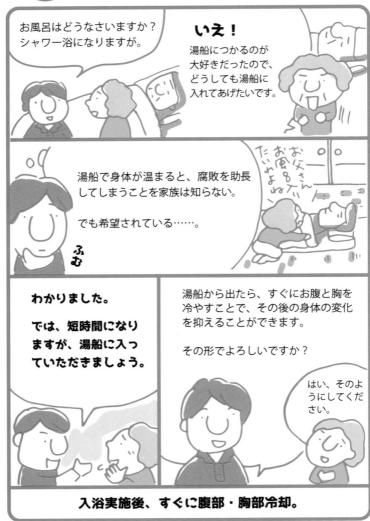

入浴実施後、すぐに腹部・胸部冷却。

入浴 入浴は、人手や環境の条件が伴わないと難しい場合が多いです。しかし、ご家族のご意向を最優先し、ご希望があれば冷却の必要性など理解を得た上で、ご家族と一緒にできる範囲で行いましょう。

 4 在宅看取りならではの状況

ご本人・ご家族のご自宅であるため、多様な希望に沿うことが可能です。できる範囲でご家族の希望を優先します。

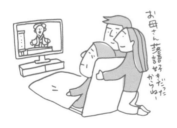

一緒にテレビを
見て過ごしたい。

好きだったレコード
を聴かせたい。

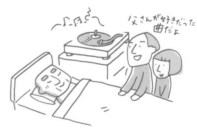

 おしえて！小林先生

看護側は、ご家族にできる範囲を示し、その中でできることを伝えましょう。

第3章 エンゼルケアの基本知識〈死後の身体変化〉

 1 ## 知っておきたい死後の身体変化の特徴

現代社会では、一般的に死後の身体変化を目にする機会がとても少なくなり、その変化を実感できない方が多い状況です。そのため、少しの変化でご家族が不安になったりすることもあります。ご遺体は自然に変化するものであることをご家族に伝えることも、訪問看護師の重要な役割です。

●不可逆変化

恒常性を失うことで、変化する一方となり、元の状態に戻ることはありません。そのため自然と、死後の身体変化の始まりの段階であるエンゼルケアの時間帯に行うべきことが見えてきます。変化が始まる前にすべきこと、できることを行います。

●変化を予測しきれない面がある

死後の身体変化は、おおよその予測はできても、外部環境や管理方法によって大きく左右されます。訪問看護師は変化に動じず、さまざまな変化に困惑する家族に、その後の対応方法を説明します。

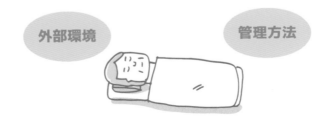

外部環境　　　　　　　管理方法

●変化は自然現象

時間の経過とともに現れるさまざまな変化は、自然の変化であって異常事態ではないことを認識し、ご家族にも伝えます。

●重力の影響を受ける

生命体は恒常性により重力に抵抗していますが、亡くなった途端、恒常性が失われ、刻々と重力の影響を受けます。例えば比重の重い赤血球が身体の低い部分に移動する、蒼白化などの変化があります。

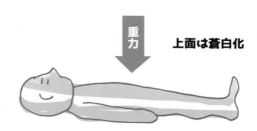

重力

上面は蒼白化

声かけ例③

【死後の身体変化について説明する場合】
「○○さんのお身体は、これから時間の経過とともに、いろいろ変化します。変化の仕方や度合いには個人差がありますが、いずれの変化も自然現象で、異常事態ではありません」。

2 【図説】死後のおもな身体変化

死後の身体変化の根拠と特徴を把握・共有し、行うべきケアを判断しましょう。

■ 筋の硬直〈死後硬直〉（１時間〜）

筋弛緩後、下顎（1~3時間）、全身（3~6時間）へと硬直が進む。循環停止で酸素供給が途絶えることによる。死後24時間ほどで硬直のピークを迎え、その後解け始める。死の直前まで筋肉を使用していた場合（急死）や、高齢でない場合などでは硬直強度の傾向。

■ 蒼白化（30分〜）

心拍の停止で重力の影響を受け、比重の重い赤血球が沈降することで皮膚の血色が失われる。仰向けの場合、全身の上面に生じるが、露出している顔面が目立つ。

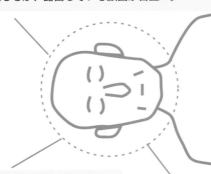

■ 顔のうっ血（３時間〜）

急性の心臓疾患で亡くなった場合に生じることがある。

■ 顔の扁平化（直後〜）

重力の影響により生じる。

■ 腐敗（６時間〜）

恒常性の消失で細菌バランスが崩れ、細菌群（中温菌）が異常繁殖し腐敗が生じる。腹腔内から始まり、胸腔、全身に広がる。身体の状態（水分が多い、栄養が多い、体幹部が熱いなど）によっては腐敗が進みやすい。進行によりガスが生じ、腹部膨満をともなうことがある。

■体表面の乾燥（3時間〜）

循環停止で内部から体表面への水分補給がなくなり、自力で保湿ができなくなって乾燥する。特に外気に触れている頭部（その中でも口唇）は乾燥が強い。表皮が失われている箇所や、開放性の創部も乾燥が強い。乾燥とともに皮膚の脆弱化も進む。水分量の多い乳児などの小児は、成人より乾燥傾向が強い。

■体温低下（直後〜）

恒常性の消失により気温の影響を受け、上下肢の末端部や外気に触れる顔面などから低下。体幹部は下がりにくい。

■止血しにくい状態

血液の凝固因子が大量に消費されるため、血液は止血しにくい状態になる。

■黄疸のある皮膚の変色（24時間〜）

黄疸をもたらしている色素の酸化亢進などにより変化する。黄色→淡緑色→淡緑灰色へ。

■革皮様化

皮膚表面が失われ、露出した部分が外気に触れると、激しく乾燥、収縮・硬化し、褐色化する。

■縛った跡

手首や顔まわりを縛ると、包帯などで圧迫された部分は、のちに圧迫をやめても治せない圧迫跡が残り、皮膚が傷んで変色することがある。

3 口腔ケア・眼内ケア

死後硬直により死後1〜3時間ほどで下顎が硬くなり、口の開閉がしづらくなるため、口腔ケアはできるだけ早いタイミングで行います。口腔内と同様に、眼内の汚れが臭気につながることもありますので、可能な範囲でガーゼや綿棒などで除去します。

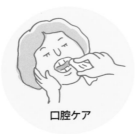

口腔ケア

スポンジブラシ
歯ブラシ
ガーゼ等で

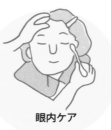

眼内ケア

目元は
綿棒で

4 着衣

脱衣と同様、着衣の際も体液漏れのリスクを考慮します。可能な範囲で側臥位になる回数を減らし、仰臥位のまま、みんなで上体を持ち上げるなどして実施します。

着衣の際は、できるだけご家族と一緒に行います。そうすることで、のちのご家族の看取りとしての満足感につながります。和服の帯や帯締めなどは、腹上に乗せる対応でよいでしょう。正しく着付けることをご家族が希望する場合は、「葬儀社に相談してみてください」とお伝えします。

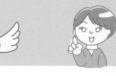

看護計画

訪問看護師として、初めてエンゼルケアに携わる場合はなおさらですが、事前に確認しておくべきこと、看取りに必要な準備、エンゼルケアについての説明方法など、臨終時、臨終後にご家族に伝えておくべきことを前もってまとめておきましょう。ただし、ご本人やご家族の目に触れる可能性も考え、「もしもの場合」「万が一の事態に備えて」などの文言を明記し、当然のように死を想定している印象にならないように配慮します。

※ご家族への事前確認は、利用の契約時に済ませている場合もあります。

臨終後の衣類の準備については、主治医がご本人やご家族に対し、死が遠くない状況であることを説明した時に、ご家族に声かけを行うのがよいでしょう。

声かけ例④

【臨終後の衣類の準備について、事前に声かけを行う場合】
「万が一のときのお着替え（お召し物）について、○○さんからご希望を聞いておられますか」。

25

1 冷却の必要性

冷却は、腐敗の進行を抑えるための必須の対応です。腐敗とは、有機物、特に身体を構成するタンパク質が細菌などに分解され、水、気体、臭気を発している状態です。腐敗をもたらす中温細菌は、気温 30 〜 40 度で急速に増加するため、冷却することで細菌の活動を低下させ、腐敗の進行を抑えることができます。

2 冷却のタイミング

臨終後 4 時間以内の着衣時に行います。できれば腐敗が進んでしまう前に、葬儀社による冷却までのつなぎとして、肌に直接、または下着の上から保冷剤等を用いて冷却しましょう。

（※冷却方法は p28 参照）

腐敗による漏液、臭気、外見の変化
などを抑えるために重要

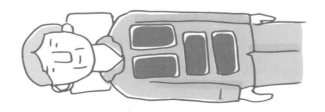

3　ご家族への説明

全てのエンゼルケアは、ご家族の判断で行うことが望ましいですが、冷却についてはご家族が消極的な場合もあります。十分に必要性を説明しながら勧めましょう。その際、「腐敗」という言葉はご家族にとって辛い言葉となるため、「変化」と表現し、やむを得ない場合のみ「腐敗」を使います。

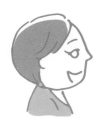

説明の際は、「腐敗」ではなく、「変化」と表現しましょうね。

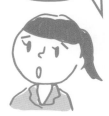

ご家族のお気持ちに配慮して、お声かけの言葉を選ばないといけないのですね。

声かけ例⑤

【ご家族に冷却の必要性を説明する場合】
「冷やすことで、顔や体が腫れたり、体液が出たり、肌の色が変色したり、臭いを発してしまうなどの体の変化を抑えることができます。後から冷やすよりも効果がありますので、今から冷やすことをお勧めします」。

4 【図説】冷却の方法

保冷剤か氷を用いて（ドライアイスの使用や冷蔵庫管理までのつなぎとして）、下図の部位（腹部・胸部はマストの箇所）を冷却します。通常、臨終後4時間以内、腐敗強度と予想される場合にはできるだけ早く冷却します。

●冷却物を当てる箇所

保清後の着衣時に、下着の上などから当てましょう。

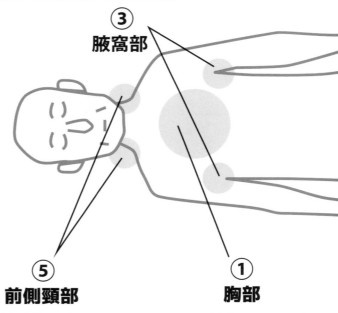

③
腋窩部

⑤
前側頸部

①
胸部

通常＝①＋②
腐敗強度と予想される場合＝①＋②＋③＋④＋⑤
可能な範囲で

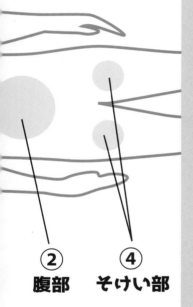

② **腹部**　④ **そけい部**

●使用する冷却物●

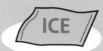　アイスノン

　ジップロック
などで平たく
凍らせた氷

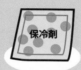　保冷剤

　製氷器内の氷を
まとめたもの

　ジュースを凍ら
せたようなもの
で代用も OK！

漏れ防止のため、これらを
ビニール袋で包んで当てる。

第5章　看取りの手段としての
エンゼルメイク
（ 身だしなみの整え ）

 1　顔のエンゼルメイクの目的

「顔」は、周囲の人の記憶の中に存在し、社会的に共有される部分です。
その人らしい「顔」、容貌に整える行為はご家族の心にもたらすものが大きく、
穏やかな最期の「顔」はご家族や縁者の心を穏やかにします。

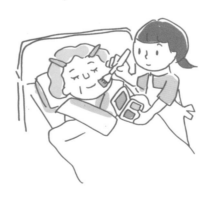

ご家族と生前の面影や思い出を共有しながらエンゼルメイクを行うことで、
ご家族の心の充足にもつながります。

2 顔のエンゼルメイクの三つのポイント

 乾燥防止

2 血色を補う
顔色変化の
カバー

3

その人らしさ
を大切にする

その人らしさは家族の記憶の中にある

エンゼルメイクの時間は、最期の看取りの
一場面であることも意識し、ご家族とお話
ししながら温かい時間を紡ぎましょう。

 おしえて！小林先生

顔のエンゼルメイクのそれぞれの行為は、何を目的とし
たプロセスなのかを意識しながら行いましょう。

3 簡易シャンプー

ベッドで寝たままの状態で行えるシャンプー。ご家族と一緒に行えますので
参加をお勧めします。

●準備するもの

シャンプー、お湯（シャンプーボトルなどにいれたもの）
紙オムツ2枚程度、タオル数枚、ブラシ、ドライヤー

●実施手順

①水分を受けるため、紙オムツを頭の下に敷く。
②頭皮に負担がかからないように、毛先から静かにブラッシングする。
③お湯をかけて髪を濡らす。
④シャンプーをつけて、頭皮を傷つけないように注意して洗う。
⑤タオルでできるだけ泡を拭く。
⑥お湯でさっと流す。
⑦必要なタイミングで紙オムツを取り替える。
⑧十分にタオルドライした後、ドライヤーで乾燥
　させる（頭部にはあまり風を当てないよう配慮）。

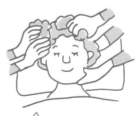

おしえて！小林先生

紙オムツの使用について、ご家族は抵抗を示される場合
があります。使用する前に、吸収がよく清潔であること
を説明し、必ずご家族の了承を得ましょう。使用を希望
されない場合はバスタオルなどで代用します。

4 ご家族と一緒に行えるケア

手浴・足浴、爪切り、マニキュアなどのケアは、ご家族が自然にご遺体に接することができ、なかなかそばに来られなかった男性家族や、小さなお子様も参加できるいい機会です。

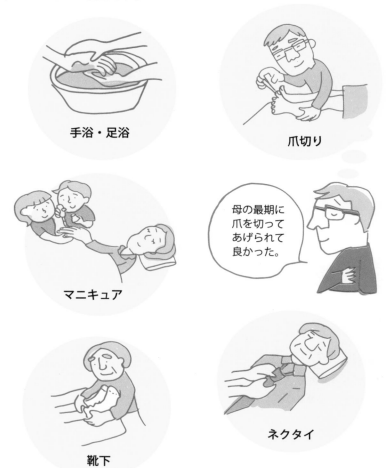

手浴・足浴

爪切り

マニキュア

母の最期に
爪を切って
あげられて
良かった。

靴下

ネクタイ

33

第6章 顔のエンゼルメイク〈基本編〉

1 顔のエンゼルメイクの手順とポイント

基本的な顔のエンゼルメイクの手順とポイントを解説します。全てのプロセスを必ず行う必要はありません。死後の変化をカバーする目的を念頭に、状況によっては途中のプロセスを省略するなどの判断をしてください。

●各プロセスの主な目的

※時間が取れない場合は、

3 **6** **7**

のみの実施でもいいでしょう。

> a = 皮膚の角質や汚れを取る
> b = 乾燥を抑える
> c = 顔色の変化をカバーする
> d = 血色を補う
> e = その人らしさを大切にする
> f = 穏やかな印象をもたらす

---

1 **クレンジング・マッサージ** a b e f

皮脂タンパクなど、積もった汚れを取ります。
マッサージにより表情が穏やかに、豊かになります。

2 **蒸しタオル** a b e f

熱を与えることでクレンジング効果を高めます。
保湿力を高めます。

3 **乳液・クリーム** b e f

保湿とファンデーションの下地として行います。

4 ファンデーション b c d e f

クリームファンデーションで皮膚の乾燥を抑えます。
変色、蒼白化のカバーとして行います。

5 フェイスパウダー c e f

化粧崩れを防ぎ、ベールの役割をします。
マット感を出します。

6 チークカラー c d e f

蒼白化のカバーとして血色を補います。
耳たぶ、額、まぶた、頬、顎に乗せます。

7 アイブロウ e f

その人らしい表情をつくります。
眉の形はご家族に確認しながら整えます。

8 アイライン e f

穏やかに目を閉じている印象をつくります。
場合によっては目尻だけでも OK。

9 マスカラ e f

睫毛の影ができ、穏やかな印象をもたらします。
高齢の男性にもお勧めです。

10 リップ b c d e f

唇の乾燥を抑えます。
変色をカバーし、その人らしい表情にします。

2 エンゼルメイク道具

メイクを始める前に、道具一式をケースから取り出し、並べておくとよいでしょう。看護師が一人の場合は最初から並べておき、二人の場合は、一人が道具を取り出し、もう一人がご家族と実施するとスムーズに行えます。

● 主なメイク道具の紹介　※p37 と対応

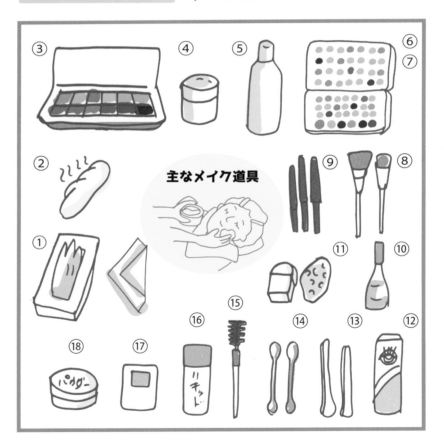

①ティッシュボックス
　（ティッシュペーパーは三角に二つ折りにしておくと使いやすい）
②蒸しタオル
③クリームファンデーションパレット
④クレンジング・マッサージクリーム
⑤乳液
⑥カラーパウダーパレット
⑦リップカラーパレット
⑧ブラシ類
⑨マスカラ・アイライナー・アイブロウペンシル
⑩マニキュア
⑪スポンジ or 海綿
⑫二重まぶた用の糊
⑬ヘアピン
⑭綿棒
⑮眉ブラシ
⑯リキッドファンデーション
⑰チークカラー
⑱フェイスパウダー

三角ティッシュを準備しておくとよい。

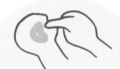

手の甲で、クリームをよく温めながら練る。

おしえて！小林先生

これだけは最低限準備してほしいもの

皮膚の汚れを取り、乾燥を防止するためには、クレンジング・マッサージクリーム、乳液 or クリーム、リップは最低限必要です。また、生前にご本人が使っていた道具も使用できますが、ファンデーションは油分が多いため、カバー力の高いクリームファンデーションをあらかじめ準備しておきましょう。

第7章

顔のエンゼルメイク
〈実践編〉

 1 顔のエンゼルメイクを実施する前に

ご本人のお顔を大切に想う気持ちの表明として、ご家族の目の前で改めて手を清潔にした上で、ケアの説明をするように心がけます。

声かけ例⑥

【エンゼルメイクを始める場合】
「これからお顔のケアをして、できるだけ○○さんらしい穏やかなお顔になるように整えさせていただきます。始めてよろしいでしょうか」。

実施前の準備として、胸元にタオルを当て、髪は固定します。

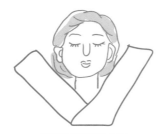

衣類の汚染防止のために、胸元にタオルを当てる。

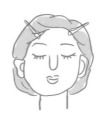

前髪をピンで留める。

2 **顔のエンゼルメイクの実践**

クレンジング・マッサージ

スパチュラでクリームを適量取る。

手の甲で温めながら練る。

顔にクリームを乗せる。

クリームを螺旋状に伸ばす。

優しくマッサージする。

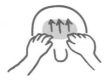
おでこは上に向かって。

小鼻の汚れを丁寧に取る。

顔のマッサージの方向

筋肉の走行を意識して、中心から外側へ。

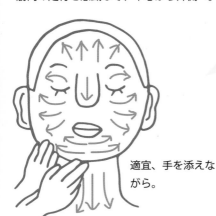
適宜、手を添えながら。

耳の後ろ、首も忘れずに。

二つ折りした三角ティッシュに油分を吸わせる。

優しく押さえるように油分をオフする。

蒸しタオル＆保湿

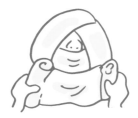

鼻孔はふさがず、顔全体を蒸しタオルで包む（耳・首も）。

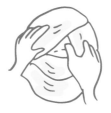

全体を両手で軽く押さえる。

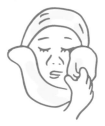

タオルが冷たくなる前に外し、油分と汚れを拭う。

乳液・クリーム

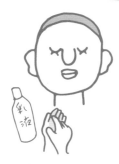

乳液を手に取る。

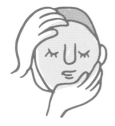

手の平によくなじませ、顔全体に伸ばす。

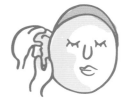

耳や首にもなじませる。

おしえて！小林先生

時間があまり取れない場合、保湿（乳液かクリーム、リップ）→血色→アイブロウの 3 STEP でも OK です。

ファンデーション

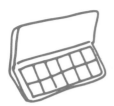

肌に近い色を選ぶ。

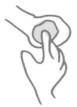

手の甲に取り、よく練り合わせる。

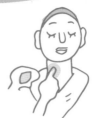

首につけて、一度色味を確認する。

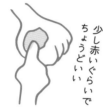

少し赤いぐらいでちょうどいい

色が決まったら、指先をくるくる回しながらよく練る。

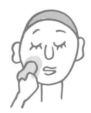

スポンジ（海綿や指）に少しずつ取り、顔全体に乗せるように伸ばす。

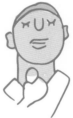

耳や首もしっかりカバーする。

フェイスパウダー

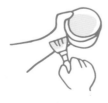

ムラにならないように、手の甲で余分なパウダーを払い落とす。

耳の後ろや首も忘れずに。

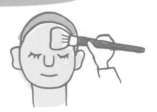

付け残しがないように、顔全体に均等に乗せる。

41

チークカラー

チークを入れる位置
額、まぶた、頬、顎、耳など顔全体に。

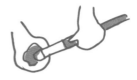

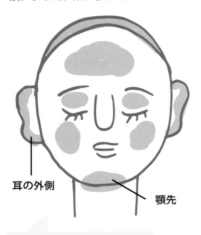

耳の外側

顎先

特に、耳に血色を入れると
印象に大きな差が出る。

チークカラーをパ
ウダーブラシに取
り、手の甲で発色
を確かめながらブ
ラシになじませる。
練り状のものや口
紅を使ってもよい。

指先に入れてもよい。

薄い赤色のマニ
キュアを塗ると、
より赤みのある印
象の指先になる。

アイブロウ

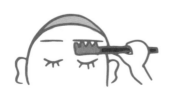

眉ブラシで余分な
油分などを払い、
眉の形を整える。

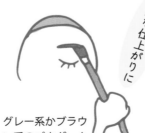

自然な仕上がりに

グレー系かブラウ
ン系のパウダーカ
ラーがお勧め。

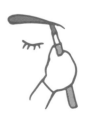

眉尻は、ペンシル
で自然な感じに。

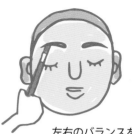

左右のバランスを
見ながら。

眉の状態に応じて

眉が伸びすぎている場合
は、必ずご家族の了承を
得てから、眉バサミでカ
ットする。

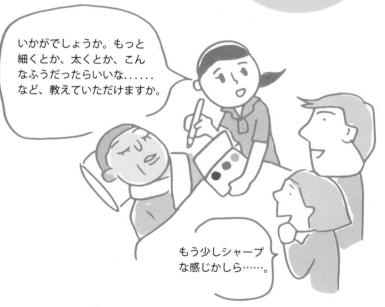

いかがでしょうか。もっと
細くとか、太くとか、こん
なふうだったらいいな......
など、教えていただけますか。

もう少しシャープ
な感じかしら……。

おしえて！小林先生

眉は、その人らしさの印象をかなり左右するので、ご家
族とよく相談しながら進めましょう。

アイライン

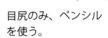

まぶたのたるみが
ある場合でも描き
やすいため、特に
高齢者は筆を使う
とよい。

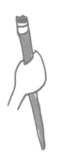

目尻のみ、ペンシル
を使う。

マスカラ

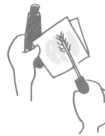

付いているか、付
いていないかわか
らないぐらい、ブ
ラシにマスカラ液
を薄く付ける。

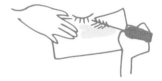

ティッシュペーパ
ーでマスカラ液を
拭く。

目の下にティッシ
ュペーパーを敷き、
まつ毛にマスカラ
を付ける。

 おしえて！小林先生

アイラインやマスカラは、穏やかに目を閉じている印象
をつくるため、高齢者や男性にもお勧めです。

44

リップ

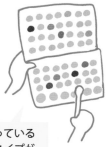

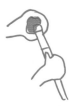

手の甲で色を調整。

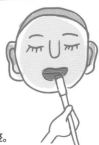

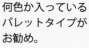
何色か入っている
パレットタイプが
お勧め。

ご家族にパレット
の色を見せながら、
その方らしい唇の
色を選んでもらう。

一カ所に塗ってみ
て、ご家族が納得
いくまで確認を繰
り返す。

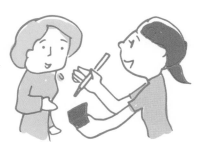

口紅を含ませた紅
筆を渡して、ご家
族に塗ってもらう
のもよい。

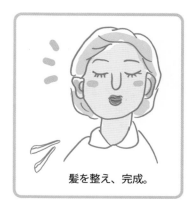

髪を整え、完成。

おしえて！小林先生

唇は乾燥の進みやすい部位のため、口紅を塗らない場合
は、リップやワセリンなどの油分を必ず塗りましょう。

「抱きうつし」のご紹介
野の花診療所の取り組み

臨終後、ご遺体が病院からご自宅へお帰りになる場面。病室のベッドからストレッチャーに「せーの！」のかけ声で移動させることが多いです。ご家族は少し離れてこの光景を見ています。

あるとき、野の花診療所でこんなことがありました。看護師がご家族に、「患者さんを抱えて移してもらうのはどうでしょう」と提案したのです。ご家族に、一歩前に出てベッドに沿って並んで立ってもらい、お身体の下に両手を肩まで入れていただく。ご家族は亡くなられたお父様を抱きかかえ、「まだ、あったかい」「軽くなったなあ、おやじ」などと話しかけながら、ストレッチャーに運び移しました。

例えば在宅では、ベッドの上でお身体の位置のズレを直す際や、お身体の冷却を目的に布団を新しくする際などに、このようなご家族での「抱きうつし」の機会をつくることができます。ご家族みんなで大切に大切に「抱く」という行為は、お身体を持ち上げる実感とともに、自分が生まれたときにこの人に抱いてもらった、というような懐かしい思い出に思いを馳せるきっかけにもなります。最後にご遺体に触れる機会として、ご家族で気持ちをひとつにできる「抱きうつし」をご紹介します。

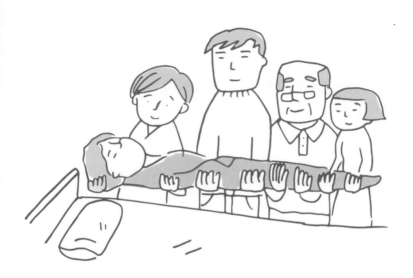

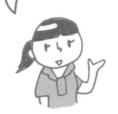
祖父が亡くなった時、無造作に運ばれていく様子に寂しさを感じたことがありました……。

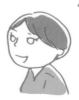
ご遺体の重量感や背中の温かさ……。ご家族がご自身たちでご遺体に触れられる「抱きうつし」は、貴重な思い出のワンシーンになると思います。

第8章

エンゼルメイク Q&A

Q1. 口腔ケアが大切だと聞きましたが……。

A1. 「早ければ死後1時間ほどで死後硬直が始まり、まず顎関節が硬くなります。口が開きにくくなりますので、口腔内は早めにガーゼなどで汚れを拭います。汚れは臭いの原因にもなりますので、早い段階で行います。

Q2. 口が開き、閉じない場合はどうすればいいですか？

A2. 枕を高くし、顎下に筒状にしたタオルを入れてみてください。それでも閉じない場合は、エンゼルメイク専用義歯「エンゼルデンチャー」を入れてみるのもよいでしょう。パラフィンワックス製で、手で成形し装着できます。ご家族によっては、無理に閉じなくてもいい、というご意向の場合もありますので、いずれにしてもご家族との十分な相談が必要です。

「エンゼルデンチャー（尊体用義歯）」
（発売元）株式会社　素敬
（URL）http://www.sokei.jp/

Q3. まぶたが閉じないのですが……。

A3. まぶたが閉じていないと、眼球表面は急速に乾燥します。乾燥を防ぐ応急処置として、眼球表面にワセリンやオリーブオイルを綿棒などで塗布します。顔のクレンジング・マッサージの際、まぶたが閉じる方向に上から優しく両手でマッサージするのもお勧めです。その他、二重まぶた用の糊を使用する場合もあります。

【二重まぶた用の糊の使用方法】

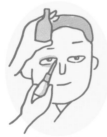

上まぶたの際、下まぶたの際の順に塗ります。

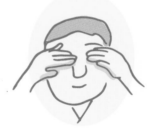

糊を少し乾燥させてからまぶたを閉じ、目の上から優しく押さえます。

Q4. 男性のメイクは、どうすればいいですか？

A4. 男性の肌は、油分が多く水分が少ない傾向があります。クレンジング・マッサージで汚れを取り、保湿をします。男性のメイクに抵抗を示されるご家族もあると思いますが、乾燥防止と、生前のその人らしさを保つことが目的であることを伝えます。ファンデーションはややダークな色、口紅はベージュ系を使用すると自然な印象になります。

Q5. ひげ剃りや顔剃りで気をつけることはありますか？

A5.
ご遺体の皮膚は脆弱で、摩擦や圧迫に弱くなっています。ひげ剃りや顔剃りにより表皮が削ぎとられると、急速に乾燥、収縮、硬化、褐色化し、「革皮様化」の状態（p23参照）になります。肌を傷つけないように、クリームやシェービングクリームを使用し、空剃りは避けましょう。剃刀は、低刺激の電動剃刀がいいでしょう。注意しながら使用し、実施後は油分を塗布して、乾燥を防ぎましょう。

革皮様化

Q6. 黄疸の方の対処法を教えてください。

A6.
黄疸の方は、時間とともに肌色が変化します。まずご家族に、それは自然現象であることを伝えます。

肌色の変化
・24 〜 36 時間ほどで、黄色→淡緑色へ
・36 〜 48 時間ほどで、淡緑色→淡緑灰色へ

肌色の変化をカバーするメイクのポイントは、黄色（できれば真黄色）のファンデーションを下地に塗り、その上に肌色のファンデーションを重ねるか、肌色のファンデーションに黄色のファンデーションを混ぜて全体になじませるとよいでしょう。

Q7. 感染対策について教えてください。

A7. 生体に比べて、ご遺体の感染リスクは低くなると考えていいと思いますが、生前の感染対策と同様、「標準予防策（スタンダード・プリコーション）」を基に基本的な対応を徹底するようにしましょう。

1. 感染しているかどうかにかかわらず、汗を除く体液、血液、分泌物、排泄物は全て感染の危険性があるものとみなし、素手で扱わない。
2. 粘膜面も素手で扱わない。
3. 正常でない皮膚（発疹や傷など）には素手で触らない。

上記の三つのポイントを守り、こまめに手洗いをすることが大切です。必要に応じて、マスク、ビニール手袋を着用しましょう。

参照／厚生労働省老健局 .「介護現場における（施設系　通所系　訪問系サービスなど）感染対策の手引き第2版」. 令和3年3月版 .
https://www.mhw.go.jp（参照 2022年9月12日）

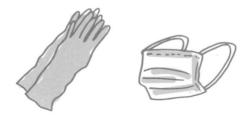

第9章

「ならわし」の捉え方

1 「ならわし」とは？

従来、わが国で、しきたりや風習として行われてきたことを意味する「ならわし」ですが、死後の処置では、次のようなことが行われてきました。

①手を組ませる。
②胴紐をたて結びにする（結びきり）。
③顔に白い布をかける。
④和服の逆あわせ（逆さごとのひとつ）。

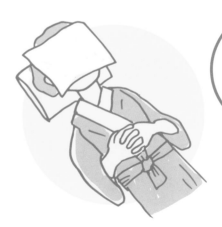

このような「ならわし」は、自宅で看取り、葬儀を行っていた時代に、生きている人との区別として、身体への「死」の印づけのために必要であったと考えられます。

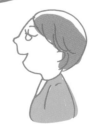

現代のエンゼルケアとして、「ならわし」をどう捉えればいいのでしょうか。

2 エンゼルケアとしての「ならわし」の捉え方

現代では、医師が心拍停止、呼吸停止、瞳孔散大・対光反射停止の３徴候によって死亡確認した後、ご家族に死亡宣告をします。

それによりご家族が「死」を知るのであれば、エンゼルケアの段階では、死者らしい外見にし、「この人は遺体になりました」と周囲に表明する印としての「ならわし」は必要ないと考えます。

そのため、エンゼルケアの段階では「ならわし」は行わず、もし必要なのであれば、亡くなられた患者さんを生きている時と同様に気遣うご家族の気持ちに寄り添うという意味で、お通夜や葬儀の儀式に向けた準備段階で行うとよいのではと考えます。

3 職場の基本姿勢

「ならわし」に対する感覚や考え方には、個人差があるものです。「ならわし」にどのようなスタンスで臨むかを日頃から職場で検討し、共有しておきましょう。また、一般的な「ならわし」とは別に、信仰、宗教や地域の風習による違いなどにも考慮して、ご家族のご希望があれば柔軟に対応することも大切です。

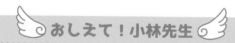
おしえて！小林先生

葬儀の風習は、歴史、地域、死生観の違いなどにより、大きな変遷があります。死にまつわる儀礼について調べてみると、さまざまな発見があるでしょう。

第10章

エンゼルケア後
〜訪問看護師の手を離れてから〜

 1 エンゼルケア後の流れ

看護師の手を離れた後のご本人やご家族の過ごし方を知っておくと、エンゼルケアの段階で何をすべきかが見えてくるでしょう。

昨今は、通夜や告別式を行わない直葬や、臨終の場から火葬へ、という流れも増えており、全体として葬送儀式が簡略化傾向にあります。そういった意味でも、看取りの最終段階であるエンゼルケアは、ご遺体と過ごす最期の時間であり、ご家族にとっては実感としていつまでも心に残る大切な時間となります。

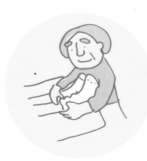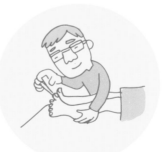

また、日頃から職場の地域の葬儀社と連絡を取り合い、どのような葬儀サービスがあるのか、地元のならわしにはどのようなものがあるのかなど、情報交換しておくことをお勧めします。

2 看護師の手を離れた後の流れ〜直葬の場合〜

1日目　**臨終場所（病院など）**

　ご遺体の移送

　　　　安置場所 ・・・・ 安置・納棺

火葬場の安置施設、お寺、葬儀社、自宅、葬祭会館などで安置。
湯かん、納棺サービスが入る場合もある。

葬儀社との打ち合わせ

2日目　**火葬場** ・・・・・ 花入れなど火葬前の儀式
　　　　　　　　　　　　　火葬

第11章
訪問看護師が知っておきたい
葬儀の基本マナー

 1 ## 弔問時の服装

近年では、男女ともに、通夜から告別式まで喪服で参列が一般的ですが、
以下の点に気をつけましょう。

男性
葬儀ではブラックスーツ。
通夜は略礼装のダークス
ーツ（濃紺や濃グレー）
でも OK。

女性
黒無地のワンピースか
アンサンブル、ツーピ
ースが基本。通夜では
寒色やグレーの地味な
服装、黒のブラウスや
スカートでも OK。

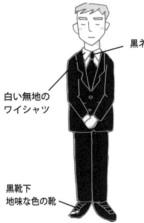

黒ネクタイ

白い無地の
ワイシャツ

黒靴下
地味な色の靴

ナチュラル
メイク

白または黒真珠
など、一連のネック
レス（正装の
場合）

黒色または肌色
のストッキング

布製の黒い
パンプス

● NGな服装 ●

男女いずれも、金具のついているもの、エナメルなど光沢のある素材、華美なアクセサリー
も避けましょう。また、男性は柄や色物のネクタイ、ワイシャツ、ゴールド系の腕時計は
身に付けないようにします。女性の場合は、肌の露出を避ける服装を心がけましょう。冬
場のコートは、毛皮や革製品は避け、葬儀会場に入る前に脱ぐようにします。

2 数珠の扱い方

仏式の葬儀では、仏教徒であれば数珠を持参します。数珠は大きく分けて、球の数が 108 ある本連（二連）数珠と、略式（一連）数珠の 2 種類があります。宗派により数珠の形状や持ち方が異なる場合もありますが、基本的には以下のように扱います。

本連数珠

数珠は八の字にねじり、二つの輪の端を両手の中指にかける。

交差した部分を手の平で挟むように合掌。

着席、使わない時は 2 重にして左手に持つ。

略式数珠

両手の人差し指と親指の間にかけて合掌。

着席、使わない時は左手に持つ。

3 供花、供物を贈る際の注意点
きょうか　くもつ

供花、供物を贈る際に気をつける点は、先方の宗派、宗教です。宗派によってはタブーとされるものがありますので、事前に確認しましょう。

仏式

線香やろうそく、果物が一般的。肉魚、酒は NG。

キリスト教式

供物を贈る習慣がないため、生花を。

神式

菓子や果物など、食べ物が主。線香は NG。

4 お焼香の作法（立礼焼香）

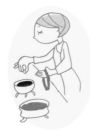

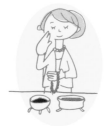

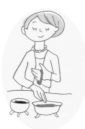

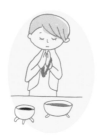

数珠は左手に。右手の親指、人差し指、中指の3本で香を少量軽くつまむ。

頭を軽く下げ、香をつまんだ手を目の高さまで挙げる。焼香の回数は宗派により異なる。

つまんだ香を、静かに香炉に落とす。

数珠を両手にかけ合掌し、数珠を左手に戻す。遺族に一礼し、席に戻る。

5 お線香の作法

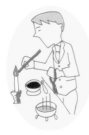

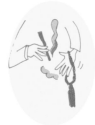

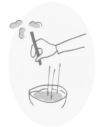

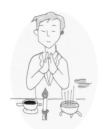

遺族に一礼し、遺影を仰いで合掌。右手で線香を1本取り、ろうそくで火をつける。

線香の火は、息を吹きかけて消さずに左手で仰ぐか、右手に持ち替えて消す。

線香を香炉に立てる。手前の線香に触れないように、奥から立てる。

遺影に合掌し、一歩下がって遺影にお辞儀。遺族に一礼し、席に戻る。

※宗派によっては、線香の本数が2本、あるいは3本の場合がありますが、複数の時は一度に火をつけ、香炉には1本ずつ立てます。

エンゼルケアのコスト

臨終後は診療報酬の範囲外であるため、エンゼルケアの料金は、「死後処置料」の名目で実費請求が認められています。料金は事業所ごとに独自に設定されていることが多いですが、所属している事業所の基本的な料金設定について把握しておくとよいでしょう。そうすることで、実践したいエンゼルケアの検討にもつながり、ご家族との料金トラブルも回避できます。

料金設定は、看取り加算として1〜2万円程度のところが多いようですが、施設によっては5万円程度を請求するところもあります。また、事後承諾ではなく、あらかじめ費用について契約書に盛り込んでいる事業所もあります。コスト面も視野に入れながら、エンゼルケアのあるべき姿の検討が必要です。

●死後処置料の算定例

患者1人当たりのコスト（a＋b）＋技術料＝死後処置料

a＝人的コスト

処置にかかる平均的な時間 × 処置に必要な人数
→看護師の平均的時給から計算

b＝物的コスト

衛生材料、メイク用品などの必要物品費

第12章
ご家族向け文書の作成

1 ご家族向け文書作成の勧め

ご家族、関係者を対象に、事業所でエンゼルケアに関する文書を作成し、手渡されることをお勧めします。ご臨終を迎えられた方のお身体の変化や、最低限知っておいていただきたいエンゼルケアにまつわる留意点をまとめておきましょう。

ご家族は、ご臨終直後のその場その時に、こちらがお伝えした説明を全て把握するには限界がありますし、看取りに関する情報も乏しく、不安を抱えておられます。文書をお渡しすることで安心につながり、エンゼルケアへのご理解も深まって、ご家族とのコミュニケーションも充実します。

2 ご家族にお伝えしたいこと

下記の項目について、詳しくは本書で触れています。各ページをご参照ください。

●身体に現れる変化と対処法
▶肌の乾燥（P23、31、34~37、45、49、50）
▶冷却の重要性（P26~29）
▶肌の脆弱化（P50）
▶肌の蒼白化（P21、22）
▶血色メイク（P30、31、34~45）
▶黄疸のある方（P50）
▶死後硬直（P22~24）
▶出血／体液の流出（P23）
▶臭いの発生（P24、48）

●その他のケア

▶衣類・着替えについて （P24、25）

▶ならわしについて （P52、53）

●葬儀サービスとの連携

▶お通夜や告別式など葬儀サービスについて （P10、11）

●各種届け出

▶死亡届

届け出：市区町村役場 （役所）

期限：臨終から 7 日以内

付記：死亡診断書、あるいは死体検案書が必要。届出人は親族などで死亡届に
　　　署名・押印する人、窓口提出は葬儀社など代理人でも可。死亡届を出
　　　すと「埋火葬許可証」が発行される。

▶年金受給停止手続き

届け出：市区町村役場 （役所） または年金事務所

期限：臨終から 10 日以内

▶国民健康保険資格喪失届

届け出：市区町村役場 （役所）

期限：臨終から 14 日以内

▶介護保険の資格喪失届

届け出：市区町村役場 （役所）

期限：臨終から 14 日以内

ご不明な点、お困りのこと
があれば、ご家族が気軽に
相談できるように、連絡先
や担当者を伝えておくのも
よいでしょう。

▶世帯主の変更届

届け出：市区町村役場 （役所）

期限：臨終から 14 日以内

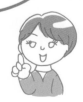

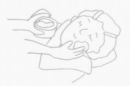

おわりに

　先日、仲のいい訪問診療の医師とお話ししていた時に、「患者さんが亡くなった後、お葬式に行くか行かないか」という話になりました。その先生が「絶対に行かない」と言われたので、「なんで？」と聞いてみたところ、「生きている間に、精いっぱいのことを全力でやっているから」と言われました。おお！かっこいい！　なるほど、医師には医師の役割があるとすれば、当然看護師には看護師の役割があるでしょう。お葬式の話は置いておくとしても、残された家族に対してのグリーフケアは看護師の役割といってもよさそうです。医療の枠組みではないという意見もありますが、訪問看護をやっていると、医療の「枠のちょっと外」が、とても重要に思えてくるものです。

　エンゼルケアは、その「枠のちょっと外」にあるような気がします。なくても誰も咎めません。でも、グリーフケアとしてエンゼルケアを考えてみると、訪問看護師はこれ以上ないぐらい適任です。なぜなら、それまでの経過について、亡くなられたご本人、ご家族に次いで事情通だからです。喪失体験の直後はいろいろな説明は不要、という思いを共有していたいものです。より良い共有者になるためにも、普段からの信頼関係がとても重要です。やりがいのある訪問看護、頑張ってください！

鎌田智広

監修者あとがき

　ある時、高齢の女性Ａさんがご自宅で亡くなりました。夫や娘さんたちに見守られながら。その翌朝、担当の訪問看護師Ｂさんは、Ａさんの娘さんから困惑した口調の電話を受けました。「父のせいで母の顔がたいへんなことになってしまったので、来ていただけませんか？　お願いします！」。

　幸い訪問が可能だったため、Ｂさんが急いで訪ねると、Ａさんの顎の部分に何カ所か目立つ皮膚変色が起こっており、彼女の夫は傍らでしょんぼりしていました。「父は、母の口に何度も食べ物を入れては、噛ませるために顎を押す、ということを夜じゅうやってしまったようで、こんなことに……」と娘さん。「どなたでもそうですが、肌がたいへん弱くなっているために、圧迫などの影響を受けやすいです。ファンデーションでカバーしますね。お母さまの口が開いてきたのをご覧になって、何か食べさせてあげたいと思われのでしょうね。そして、ちゃんと噛んでね、と思われたのでしょう。いつもかいがいしくお母さまのお世話をされていたお父様の姿を思い出します」。Ｂさんは穏やかに話しました。Ａさんの夫は、長らく彼女の介護に奮闘していたのです。喪失の直後で平静心ではないと思われる娘さんたちの目から、父親への非難の色は消えたそうです。

　このように、ケースに応じた柔軟な対応こそがエンゼルケアの要所です。本書は、訪問看護師が、各局面であわてずに、自信を持って判断し対応するための頼りになる一冊です。ぜひ、ご活用ください。

小林光恵

訪問看護エンゼルケアハンドブック製作委員会　編

発行：鎌田智広
株式会社アドナース代表取締役
訪問看護認定看護師
FM79.7　MH2 京都三条ラジオカフェにて
「行列のできる訪問看護ステーション」放送中

企画 / 編集 / 制作 / 画：都あきこ
MACB 株式会社
MACB 株式会社代表取締役
エッセイ漫画家・イラストレーター
企画立案・構成・執筆・編集・制作全般
http://macb.jp

監修：小林光恵
看護師・作家
エンゼルメイク研究会代表
ケアリング美容研究会共同代表
http://furakoko.sakura.ne.jp

【参考文献】
『ナースのための決定版エンゼルケア第 2 版』小林光恵著 . 学研メディカル秀潤社 . 2018 年
『もっと知りたいエンゼルケア Q＆A』小林光恵著 . 医学書院 . 2012 年
『説明できるエンゼルケア第 4 刷』小林光恵著 . 医学書院 . 2019 年
『急なお葬式で困らない！Q＆A ブック』岩下宣子著 / 監修 . 宝島社 . 2016 年
『葬儀社だから言えるお葬式の話』川上知紀著 . 日経 BPM. 2014 年
『ザ・葬儀のコツ』佐藤信顕著 . 合同フォレスト . 2011 年
『看取り・葬儀・気持ちの立て直し方「家族の死」』特別編集部編 . 中央公論新社 . 2016 年

あると助かる！訪問看護エンゼルケアハンドブック

2023 年 1 月 26 日　初版第 1 刷発行

編者：訪問看護エンゼルケアハンドブック製作委員会
発行者：株式会社アドナース　代表取締役　鎌田智広
発行：株式会社アドナース
　　　〒610-1146 京都府京都市西京区大原野西境谷町2丁目14-10
　　　TEL 075-754-6174　FAX 075-754-6753
　　　http://adnurse.co.jp
販売：株式会社ラグーナ出版
　　　〒892-0847 鹿児島市西千石町3-26-3F
　　　TEL 099-219-9750　FAX 099-219-9701
　　　https://lagunapublishing.co.jp

印刷・製本　シナノ書籍印刷株式会社
落丁・乱丁はお取り替えします
ISBN978-4-910372-24-2　C2047